PROJET D'ASSURANCE

PAR L'ÉTAT

CONTRE LA MORTALITÉ DES ANIMAUX DOMESTIQUES

COMME MOYEN DE LES CONSERVER A L'AGRICULTURE, D'EN
AUGMENTER LE NOMBRE ET D'AMÉLIORER LEURS RACES,

en même temps

DE RELEVER LA POSITION DES VÉTÉRINAIRES CIVILS, DE DÉTRUIRE L'EMPIRISME
ET D'ORGANISER RAPIDEMENT UN SERVICE RURAL VÉTÉRINAIRE,

Par F. TABOURIN,

Professeur à l'École Nationale Vétérinaire de Lyon.

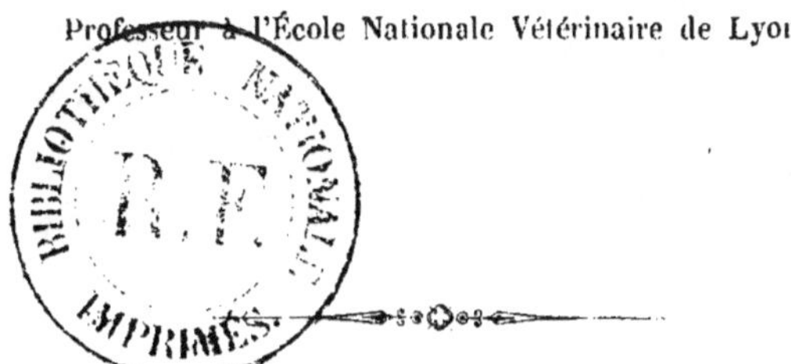

LYON.

CH. SAVY JEUNE, LIBRAIRE-ÉDITEUR,

Place Bellecour, 14.

1848.

Lyon. Impr. et Lith. Nigon, rue Chalamont, 5.

PROJET D'ASSURANCE

PAR L'ÉTAT

CONTRE LA MORTALITÉ DES ANIMAUX DOMESTIQUES

COMME MOYEN DE LES CONSERVER A L'AGRICULTURE, D'EN AUGMENTER
LE NOMBRE ET D'AMÉLIORER LEURS RACES,

et en même temps

DE RELEVER LA POSITION DES VÉTÉRINAIRES CIVILS, DE DÉTRUIRE L'EMPIRISME
ET D'ORGANISER RAPIDEMENT UN SERVICE RURAL VÉTÉRINAIRE.

La France étant à une époque de régénération politique et sociale, il est du devoir de chaque citoyen d'apporter, dans la mesure de ses facultés et de sa spécialité, sa part d'idées utiles, applicables, pour l'édification du nouveau système gouvernemental qui doit donner progressivement satisfaction à tous les besoins.

Ce sont ces considérations, toutes naturelles, qui nous ont déterminé à donner de la publicité au projet contenu dans ce petit Mémoire.

De toutes les industries humaines, celle de la culture de la terre est incontestablement la plus importante ; c'est elle qui fournit la subsistance des peuples et qui produit la plupart des matières sur lesquelles s'exercent les autres industries. Si ce principe est vrai en général, il est surtout d'une exactitude rigoureuse lorsqu'on considère notre pays. Aucune contrée d'Europe, en effet, n'est aussi avantageusement placée que la France sous le rapport de l'industrie agricole : son climat si doux, son sol si fertile et de nature si diverse, permettent d'obtenir à la fois des cultures très variées et de produire des races d'animaux nombreuses et parfaitement appropriées aux besoins des populations, etc.

Cependant, malgré tous ces avantages, l'activité et l'intelligence de la nation se sont concentrées jusqu'ici presque exclusivement sur l'industrie manufacturière, qui, aidée par les secours de la science, est parvenue rapidement à un haut degré de perfection et de prospérité ; tandis que l'agriculture, abandonnée à la routine traditionnelle de la partie la moins éclairée de la population, n'a fait que des progrès insignifiants. Cette déviation de la véritable voie économique a eu de tristes résultats ; elle a amené, d'une part, une production industrielle excédant les véritables besoins de la société, et, d'autre part, l'accumulation d'une grande partie de la population dans les villes, au détriment de l'agriculture : double et fatal résultat d'où sont sortis tous les ébranlements qui ont affligé la société depuis le commencement de ce siècle.

Cette distribution vicieuse et anormale de la population devenant un véritable danger pour notre pays, il est important d'y porter remède. Jusqu'ici, aucun gouvernement n'a eu ni assez de volonté ni assez de force pour y mettre la main ; mais le Gouvernement républicain aura assez de puissance, nous l'espérons, pour entrer résolument dans cette voie. Déjà M. le ministre de l'agriculture, qui, cette fois au moins, est un homme compétent, vient de proposer un remède qui aura, selon toute probabilité, les meilleurs résultats. Il consiste en un projet de loi qui règlera l'enseignement industriel et agricole, dans tous ses points, afin que le travail aidé par l'art et par la science, arrive à produire davantage avec moins de dépense, de force et de temps.

La partie qui doit régler à l'avenir l'enseignement agricole est déjà soumise à l'Assemblée nationale qui lui a fait un accueil favorable. S'il est adopté dans son ensemble, ce projet ouvrira un champ nouveau à l'industrie agricole, et appellera vers elle les hommes instruits et intelligents qui aujourd'hui encombrent les villes.

En attendant que l'industrie agricole soit réglée au point de vue de la théorie et de la pratique, par un enseignement approprié, et que, fécondée par les secours de la science, elle fasse sortir du sein de la terre des récoltes variées et abondantes, nous venons proposer à l'administration et au pays un moyen simple, facilement applicable, pour conserver à l'agriculture ses instruments les plus précieux et la partie la plus claire de son avoir, les *animaux domestiques*.

Chercher à démontrer l'importance des animaux pour l'homme en général et pour l'industrie agricole, serait vouloir prouver l'évidence. Aussi nous contenterons-nous de dire que, sans animaux domestiques, il n'y aurait ni civilisation ni agriculture possibles.

Au point de vue économique, les animaux domestiques ont une valeur considérable et forment la partie la plus nette et la plus productive de la fortune publique. Il résulte, en effet, de la statistique officielle de 1840, que leur valeur vénale évaluée très approximativement et à un taux peu élevé, est de près de *deux milliards* ; somme équivalente aux deux tiers du numéraire qui existe en France, et au trentième de la valeur totale du sol. Leur revenu annuel, en y comprenant les animaux abattus pour la boucherie, égale presque notre budget et surpasse le revenu de plusieurs Etats de l'Europe.

En présence de semblables faits, on s'explique difficilement que l'Etat ne soit pas intervenu d'une manière plus active dans cette partie si importante de l'industrie agricole, et ne l'ait pas entourée d'une protection plus efficace. Tout ou à peu près tout a été abandonné aux efforts isolés et souvent contradictoires des citoyens. Aucune vue d'ensemble n'a jamais présidé à la conservation ou à l'amélioration des animaux domestiques ; l'état a très peu fait jusqu'à ce jour pour encourager cette industrie fructueuse ; et quand il a essayé de la diriger, ç'a n'a pas été toujours d'une manière intelligente.

Il est certain que l'intérêt privé entourera toujours cette industrie d'une grande sollicitude, et que lui seul peut la rendre féconde ; aussi ne demandons-nous l'intervention de l'état que pour l'encourager, pour diriger les efforts des citoyens vers un but déterminé, pour diminuer la part des accidents, pour paralyser les mauvais effets de l'ignorance ou de l'impéritie d'une partie de ceux qui sont chargés de cette précieuse industrie, etc.

Les animaux domestiques sont donc une propriété trop précieuse pour les citoyens et pour la société elle-même, pour que l'Etat en abandonne plus longtemps la conservation et l'amélioration aux soins exclusifs des particuliers. Il est temps qu'il étende une main protectrice et intelligente sur cette industrie si féconde; il faut que, sous son haut patronage, s'établisse un lien de solidarité entre les possesseurs d'animaux, afin que la propriété de chacun soit garantie par la prévoyance et les ressources de tous.

On nous objectera, peut-être, que les animaux domestiques sont la propriété des citoyens avant d'être celle de la société, et que l'Etat ne peut intervenir que par des mesures protectrices; les citoyens étant toujours libres de les accepter ou de les refuser, son action, sous ce rapport, ne sera toujours que très bornée. Cela est incontestable : mais nous répondrons cependant que l'Etat est le gardien de la fortune publique, et que, sans violenter les droits de la propriété privée, il peut conseiller et même prescrire des mesures d'utilité générale. Cela devient évident pour les animaux domestiques dans le cas d'épizooties meurtrières, par exemple, qui menacent à la fois la fortune des citoyens et celle de l'Etat ; alors on prend des mesures qui limitent les droits de la propriété privée dans l'intérêt général.

Il est bien loin de notre pensée de proposer des mesures anti-libérales pour protéger les intérêts publics, et encore bien moins d'imposer aux citoyens le moyen que nous préconisons et qui nous paraît le plus favorable pour assurer la conservation des animaux, pour en augmenter le nombre et pour en améliorer les races. Nous comptons seulement, pour en assurer les bons effets, sur les leçons de l'expérience et non sur des mesures législatives.

Le moyen que nous allons proposer présente ces deux qualités essentielles : c'est d'assurer la paisible possession des animaux à leurs propriétaires et de leur en garantir la valeur en cas de perte par accident ou maladie, sans gêner en rien les transactions si fréquentes et si nombreuses qui ont lieu entre les citoyens. — Ce moyen, déjà connu, consisterait à établir, *sous le patronage de l'Etat*, une ASSURANCE MUTUELLE entre les propriétaires, contre la *mortalité* des animaux domestiques de toutes les espèces, depuis le porc jusqu'au cheval.

On pourra nous objecter sans doute, que le moyen que nous proposons n'est pas nouveau ; qu'il a déjà été essayé, sans beaucoup de succès, sur plusieurs points de la France, et que, généralement, les propriétaires l'ont reçu plutôt avec défiance qu'avec sympathie, etc.

A cela nous répondrons, d'abord, qu'il existe entre notre système d'assurance et ceux déjà mis en usage une différence bien essentielle, c'est que l'Etat en est le garant, tandis que, dans les autres systèmes d'assurances, ce sont des associations de capitalistes réunis dans un but de lucre. Dans notre projet il s'agit seulement de la part de l'Etat, d'une *garantie*, tandis que pour les sociétés existantes, c'est une *spéculation*. Il y a donc, comme on le voit, une différence capitale dans le but, et cette différence se remarquera aussi, nous n'en doutons pas, dans les résultats produits par le système que nous préconisons.

Ce qui a contribué à empêcher les assurances contre la mortalité des animaux, de réussir en France, ce n'est pas seulement le manque de bases certaines que peuvent seules donner de bonnes tables de mortalité, dressées par espèces, âges et services; ce sont surtout ces polices d'assurances remplies de clauses obscures ou à double sens; ce sont ces agents qui n'exercent pas toujours leur ministère avec une entière délicatesse, qui soulèvent, dans le cas de *sinistre*, une foule de difficultés, qui suscitent des procès ruineux, etc.

Dans le système d'assurance par l'Etat, ces causes d'insuccès ne sauraient exister; les tables de mortalité qui sont nécessaires pour établir les taux des primes, manquent, il est vrai, mais l'Administration a entre les mains tous les moyens nécessaires pour les faire dresser rapidement et aussi exactement que possible. L'Etat étant simplement protecteur et non spéculateur, les polices d'assurances seront simples, claires et précises, afin d'être facilement comprises de tout le monde. Les agents chargés de l'assurance seront de véritables fonctionnaires publics, et, en cas de sinistres, ils n'auront aucune difficulté à susciter aux assurés, puisqu'ils seront assistés par des hommes de l'art chargés de reconnaître les causes de la mort et de dresser des rapports qui feront foi. Enfin, l'assurance s'étendant bientôt sur toute l'étendue de la France, elle aura d'autres conditions de vitalité que les sociétés actuelles, généralement bornées à une portion plus ou moins restreinte du territoire de la République ; car il paraît démontré par l'expérience, que quand une assurance repose sur des objets de diverse nature, elle a d'autant plus de chances de réussite qu'elle est plus étendue, parce qu'alors la moyenne des sinistres descend rapidement, et que, s'il y a perte sur une classe d'objets, il peut y avoir gain sur d'autres.

Nous désirons qu'il soit bien entendu que le système d'assurance dont il s'agit ne sera, dans notre pensée, ni un moyen de lucre pour l'Etat, ni de profit pour les assurés. Nous espérons qu'il sera seulement entre les mains de l'Etat un moyen d'encouragement pour conserver les animaux domestiques, pour en augmenter le nombre et pour en perfectionner les races, de manière à les approprier à tous nos besoins. Et pour les propriétaires, et notamment pour les agriculteurs, ce système d'assurance sera une espèce de caisse d'*épargne* ou de *prévoyance*, où ils déposeront chaque année une légère portion de leur revenu, afin de se créer une ressource contre les accidents et les maladies qui viendront plus tard s'abattre sur leurs animaux, et compromettre la partie la plus nette de leur fortune.

Si ce système était adopté, il aurait, pour les particuliers et pour l'Etat, une foule d'avantages que nous allons essayer de développer.

1° *Pour les Citoyens.* Le système d'assurance mutuelle a pour principal avantage de garantir la propriété particulière par un prélèvement léger sur le revenu de tous ; c'est donc, comme nous l'avons dit, une véritable caisse de prévoyance. En effet, chaque citoyen, en prélevant sur son revenu une légère portion, a le double avantage de s'assurer à la fois la certitude du reste du revenu et le capital qui donne ce revenu. Or, pour l'agriculture surtout, la sécurité est un avantage immense, et il n'est pas un citoyen, comprenant ses véritables intérêts, qui hésitât à la payer par un léger sacrifice sur son revenu annuel.

C'est surtout pour le petit propriétaire que ce système d'assurance offre de grands avantages; ses animaux constituent souvent toute sa fortune, et, fréquemment, ils sont le *gagne-pain* de sa famille; s'il en perd un, il ne le remplace qu'avec difficulté, en s'imposant de grandes privations ou en contractant des dettes dont les intérêts l'épuisent; s'il en perd plusieurs, sa ruine est complète, et sa famille est réduite à l'indigence. Tandis qu'en prélevant tous les ans une petite somme, qui lui serait bien utile, il est vrai, pour nourrir sa famille, il se mettra à l'abri de tout évènement imprévu, et par conséquent de la misère.

Pour le grand propriétaire, les avantages de l'assurance sont les mêmes au fond, puisqu'en prélevant
quelque chose sur son superflu, il peut assurer son
avoir ; cependant ces avantages paraissent moins
évidents, parce que les ressources d'une grande
fortune mettent toujours ceux qui la possèdent à
l'abri des éventualités. Néanmoins, si l'on considère que, le plus souvent, les animaux des grandes
propriétés sont à la charge des fermiers ou des
métayers, on comprendra que notre système peut
s'appliquer à tous les possesseurs ou détenteurs
d'animaux et leur assurer les mêmes bienfaits.

Il est un autre point également important, c'est
que, dans le système d'assurance organisé comme
nous l'entendons, les propriétaires auront constamment à leur disposition un homme de l'art
expérimenté, pour donner des soins aux animaux malades, toutes les fois que cela sera nécessaire, et sans que, du reste, ils aient à faire de
nouvelles dépenses, comme nous l'expliquerons
bientôt. La présence d'un vétérinaire instruit,
toujours à leur portée, sera donc encore pour les
assurés un nouveau gage de sécurité.

2° *Pour l'Etat.* Les animaux étant, comme nous
l'avons dit, une des parties les plus importantes
de la fortune publique, l'Etat est intéressé à leur
conservation. Constituant les agents fécondants de
l'agriculture ; fournissant par leur lait et leur chair,
ainsi que par les produits du sol qu'ils concourent
à faire naître, la subsistance de la société, on ne
saurait environner leur conservation et leur amé-

lioration de trop de soins et de sollicitude. Or, le système d'assurance que nous préconisons, paraît réunir les conditions les plus favorables sous ce rapport, car, d'une part, il permet à l'Etat d'intervenir efficacement dans cette utile industrie, sans faire des dépenses considérables; et, d'autre part, moyennant de légers sacrifices des particuliers, on assure la conservation intégrale du capital si productif représenté par les animaux, et on lui permet de s'accroître rapidement, puisqu'il sera désormais à l'abri des pertes.

D'un autre côté, si, dans un des départements de la République, une maladie enzootique ou épizootique se déclare et menace à la fois la fortune privée et la fortune publique, en décimant les animaux, quel remède l'Etat pourra-t-il opposer à un mal aussi grand? les secours qu'il accordera, ceux que les souscriptions particulières pourront produire seront loin de couvrir les pertes nombreuses qu'auront fait les propriétaires. Voilà donc une contrée ruinée, l'agriculture anéantie pour longtemps, et cependant, c'est celle-ci qui peut seule réparer le mal; comment sortir de ce cercle fatal? Aucun moyen ne se présente et l'Etat est désarmé; tandis qu'avec le système d'assurance que nous conseillons, le malheur peut être réparé rapidement, sans augmenter la cotisation annuelle de tous les assurés. C'est ainsi qu'avec une faible épargne donnée par tous, la fortune privée et la fortune publique se trouvent, l'une et l'autre, garanties de toute atteinte grave, et que les intérêts de chacun sont sauvegardés par les ressources de tous.

L'Assurance contre la mortalité des animaux étant entre les mains de l'Etat, lui donnera le moyen de détruire peu à peu l'empirisme, cette plaie de l'agriculture, qui appauvrit les campagnes et entretient les crédules campagnards dans la superstition et les préjugés. Ce système d'assurance permettra aussi à l'Etat de protéger les vétérinaires, ces humbles travailleurs dont chaque pas est marqué par un bienfait et qui, pourtant, ont été jusqu'à ce jour si délaissés, si dédaignés. L'application de notre projet ne devrait-elle avoir que ce double résultat, qu'il serait déjà suffisant pour le recommander puissamment à l'Administration et aux véritables amis de l'agriculture.

On n'a pas l'idée, en effet, du capital considérable que l'agriculture perd chaque année par suite de la mort d'animaux malades abandonnés aux seules ressources de la nature, ou confiés aux mains dangereuses des charlatans. Les pertes de ce genre se comptent chaque année par *millions*, et enlèvent aux propriétaires négligents ou ignorants, qui ne donnent pas les soins nécessaires à leurs animaux, qui n'appellent pas le vétérinaire, etc., la meilleure partie de leur revenu annuel. Combien de femelles, par exemple, qui, pendant une parturition laborieuse, seraient aisément délivrées par l'homme de l'art expérimenté, tandis qu'elles sont presque toujours perdues, elles et leurs produits, si, par malheur, comme cela arrive si souvent, elles sont confiées aux mains inhabiles des empiriques. Combien de ruminants qui meurent de tympanite faute de soins convenables. Quel nombre considérable de moutons périssent chaque année du piétin, de la clavelée, de la pourriture, etc., et qui seraient conservés à l'agriculture par les soins rationnels des vétérinaires.

Le système d'assurance proposé aurait donc, entre les mains de l'Etat, les résultats suivants : 1° de conserver les animaux des particuliers moyennant une prime légère ; 2° de parer facilement aux éventualités les plus graves, les épizooties par exemple ; 3° enfin, de détruire peu à peu l'empirisme si nuisible à l'agriculture, et de lui substituer partout l'intervention constante et régulière des vétérinaires, seuls aptes à soigner les animaux atteints de maladies plus ou moins graves.

Systèmes d'assurances. Il en existe trois systèmes principaux : 1° l'assurance à *prime* ; 2° l'assurance *mutuelle* ; 3° l'assurance *mixte*. Dans le premier système, une société de capitalistes et d'actionnaires assure aux citoyens la conservation de la chose assurée ou du capital qu'elle représente, moyennant une redevance annuelle, une sorte d'impôt appelé *prime*. L'Etat, dans notre projet, remplacerait la société d'assurance. Dans le deuxième mode, il y a association entre les possesseurs pour la garantie des choses assurées, en sorte que la fortune de l'un se trouve sauvegardée par la solidarité établie entre tous. La prime annuelle est déterminée d'après certaines bases, mais elle n'est payée qu'au fur et à mesure des besoins, et se trouve variable selon le nombre et l'importance des sinistres éprouvés par la société. Enfin, dans l'assurance *mixte*, les propriétaires associent leurs primes aux fonds d'une société de capitalistes et prélèvent une part proportionnelle à leurs mises dans les bénéfices, mais ne sont pas passibles des pertes éprouvées par la société.

Le système à *prime fixe* est certainement le plus simple; l'assuré paye sa prime au commencement de chaque année, et n'a plus à se préoccuper des gains ou des pertes que peut éprouver la société. Ce système a cependant un grave inconvénient; c'est que les primes sont toujours plus élevées que dans les autres systèmes, parce qu'elles doivent couvrir non-seulement les sinistres éprouvés par les assurés, mais encore procurer un certain bénéfice à la société d'assurance. Il est vrai que, dans notre projet, cet inconvénient disparaîtrait en partie, puisque l'Etat étant l'assureur, s'il réalisait des bénéfices, il les emploierait dans l'intérêt général, ou bien ces gains pourraient se traduire l'année suivante en une diminution proportionnelle, soit sur les primes, soit sur l'impôt: ou enfin, l'Etat, après s'être réservé une partie des bénéfices pour parer aux éventualités, ferait retourner le surplus à sa source sous forme d'encouragement à l'agriculture et surtout à l'amélioration des animaux.

L'*Assurance mutuelle* a cet avantage très grand, de ne demander à chaque assuré que juste la rétribution nécessaire pour couvrir les sinistres éprouvés par la société et pour subvenir aux frais d'administration. Mais elle a l'inconvénient de laisser les assurés dans l'incertitude sur la prime qu'ils auront à payer, et, souvent, de faire des appels de fonds au moment où les propriétaires sont peu en mesure d'y satisfaire.

Dans l'*Assurance mixte*, la prime est fixe comme dans le premier système, et l'assuré a de plus la chance de réaliser des bénéfices, si la société repose sur de bonnes bases, et de ne se préoccuper, dans aucun cas des pertes éprouvées par l'association. Ce système est avantageux pour l'assurance d'objets sur lesquels la proportion des sinistres est très variable ou imparfaitement connue, comme c'est le cas pour les animaux domestiques. Ce serait donc par ce mode d'assurance qu'il faudrait commencer, dût l'état éprouver quelques pertes dans les premières années, sauf à l'abandonner plus tard lorsque la proportion des sinistres sera mieux établie, et à le remplacer par l'assurance mutuelle ou l'assurance à prime.

Il nous importe peu, du reste, qu'on adopte l'un ou l'autre système, puisqu'en définitive ils doivent conduire aux mêmes résultats, c'est-à-dire à la conservation des animaux ou de la valeur qu'ils représentent, et à l'extinction graduelle et radicale de l'empirisme. Nous laissons donc aux hommes compétents en cette matière, et aux lumières de l'Administration le soin de choisir le système le plus convenable, à la fois pour l'État et pour les citoyens.

Taux des primes. — Le taux des primes dans les

divers systèmes d'assurances, se fixe sur cette double base : la valeur des objets assurés, et la proportion des sinistres auxquels ils sont exposés. La première base n'offre, dans son application aux animaux domestiques, aucune difficulté, mais il n'en est pas de même de la seconde. Dans les assurances sur la vie pour l'espèce humaine, on fixe les primes d'assurances à l'aide de *Tables de mortalité*, qui donnent pour les différents âges et les diverses professions, la proportion des décès sur un certain nombre d'individus, 100 ou 1,000, par exemple. Malheureusement, pour les animaux domestiques nous ne possédons rien de semblable, car, outre que nous n'avons pas le secours, pour cet objet, de registres de décès comme on en possède pour l'homme, la question est pour les animaux beaucoup plus complexe, puisqu'il faut tenir compte des *espèces*, des *âges*, des *services*, etc. Ce travail, si difficile, n'a pas encore été entrepris par l'Etat, ni, que nous sachions, par les sociétés d'assurances qui existent sur cet objet. Cependant, bien que la formation de ces tables soit environnée de beaucoup de difficultés, elle n'est pas absolument impossible, surtout avec les ressources que possède l'Etat; car il peut consulter les Conseils municipaux des trente-sept mille communes de France, par l'intermédiaire des Préfets, les Conseils généraux, les Sociétés d'Agriculture, les Comices agricoles, les Sociétés vétérinaires et même les Sociétés d'assurances existant actuellement tant en France qu'à l'Etranger, et surtout en Angleterre où elles sont nombreuses et bien organisées. Il est évident qu'avec ces moyens réunis on parviendrait à former, sinon immédiatement, au moins au bout de quelques années, des tables de mortalité pour les diverses espèces, d'une exactitude suffisante pour asseoir les primes d'assurances.

Les tables de mortalité des animaux doivent être dressées pour chaque espèce, et être basées principalement sur les âges et sur les services. L'âge doit être distingué en trois périodes pour les grands animaux, et en deux pour les petits. Pour les solipèdes, comprenant le cheval, l'âne et le mulet, la vie sera divisée en trois périodes, savoir : 1° La *jeunesse* commençant à la naissance et finissant à quatre ans ; 2° l'âge adulte s'étendant de quatre à douze et même quinze ans ; 3° enfin, la *vieillesse* commençant à quinze et finissant de vingt à vingt-cinq ans. Pour l'espèce bovine, la *jeunesse* comprend les quatre premières années de la vie ; l'âge adulte s'étend de quatre à douze ans environ, et la *vieillesse* de douze à dix-huit, rarement à vingt. Dans les petites espèces, comme le mouton, la chèvre et le porc, on ne doit distinguer que deux périodes, la *jeunesse*, qui comprend les deux premières années de la vie, et l'âge adulte qui s'étend de deux à cinq ou six ans et rarement au-delà, parce qu'on sacrifie en général ces animaux pour leur viande avant qu'ils n'aient atteint la *vieillesse* ; il y a pourtant exception pour quelques femelles dans les trois espèces lorsqu'elles sont très bonnes pour la reproduction.

C'est pendant la première période de la vie que

les animaux sont le plus exposés aux maladies et qu'il en meurt la plus forte proportion, parce qu'alors le corps n'étant pas encore formé, les moindres accidents deviennent graves. C'est aussi à cet âge qu'ils subissent la castration, qu'ils sont soumis au travail, etc. Dans la vieillesse, comme cela est naturel, les maladies sont graves et souvent mortelles; mais, en général, les animaux bien conservés ont plus de force de résistance, à cet âge qu'à tout autre, aux causes des maladies internes; les accidents extérieures sont peut-être plus fréquents à cause du manque de souplesse des membres. Somme toute, la proportion de mortalité n'est pas aussi grande à cet âge que pendant la jeunesse. Enfin, c'est pendant l'âge adulte, malgré les travaux souvent très rudes auxquels on les soumet, que les animaux résistent le mieux aux causes morbifiques, qu'ils réagissent le plus favorablement lorsque les maladies sont développées, et, finalement, qu'il en meurt le plus petit nombre.

D'après ces données, assez exactes dans leur généralité, nous dirons que le taux des primes doit être à son maximum pendant la jeunesse, à son minimum à l'âge adulte, et à son médium pendant la vieillesse. Nous pensons aussi que, pour éviter des frais d'estimation annuelle, on pourrait, si cela ne paraissait pas trop compliqué, augmenter d'une certaine somme, de 20 ou 30 pour %, par exemple, le prix primitif d'estimation, depuis la première année de la naissance jusqu'au commencement de l'âge adulte; de diminuer, au contraire, chaque année, pour la vieillesse, de 20 à 25 p. %, le prix primitif d'estimation. Enfin, pour l'âge adulte, il y aurait diminution sur la fin de la période et augmentation au commencement, ou bien on pourrait convenir qu'il n'y aurait aucun changement pendant la durée de cet âge. Il est bien entendu que les primes suivraient des variations correspondantes avec celles du prix d'estimation.

Dans la formation des tables de mortalité pour les grands animaux, il faudra nécessairement aussi tenir grand compte des travaux auxquels ils sont soumis. Il y a une grande différence, en effet, sous ce rapport, entre le travail qu'exécutent les animaux de l'agriculture et celui auquel sont soumis les animaux appartenant à l'industrie et au commerce. Le travail agricole n'est souvent, pour les animaux adultes et bien nourris, qu'un exercice favorable à l'exercice des fonctions et à la conservation de la santé. (Tout le monde sait que les maîtres de poste, par exemple, redressent leurs chevaux ruinés par des travaux excessifs, en les soumettant au travail peu fatigant d'une ferme.) On peut aussi ranger dans cette catégorie les chevaux d'attelage, de luxe, de selle, de maître, de gendarmerie, d'officier de cavalerie, etc. Les animaux qui sont, au contraire, soumis aux travaux de l'industrie et du commerce, sont exposés à une foule d'accidents ou de maladies, parce que les dépenses considérables de forces qu'ils font constamment, usent bientôt leurs organes et épuisent les ressources de l'économie animale ; de là des accidents ou des maladies qui abrègent considérablement la durée de la vie chez ces animaux. Cette catégorie très nombreuse, comprend les chevaux de poste, de diligence, d'omnibus, de fiacre, de roulage, de commis-voyageur, de marchand forain, les chevaux de troupe, de halage, etc., etc. Enfin, pour les grandes femelles domestiques, il faut tenir compte aussi des accidents de la gestation, de la parturition, de la lactation, etc. Pour tous ces divers cas, s'ils étaient bien déterminés, on pourrait établir des catégories à l'égard du taux des primes selon les chances plus ou moins grandes de mort. Nous placerons à la fin de ce mémoire un tableau approximatif des primes qu'il faudrait établir selon ces diverses circonstances, non pas comme un travail définitif, mais bien comme un simple essai.

Produit annuel des primes. — En supposant que tous les animaux domestiques existant en France soient assurés, on peut fixer le taux approximatif des primes, en tenant compte des diverses circonstances que nous avons mentionnées, et arriver à peu près au total du produit annuel donné par ces primes.

La statistique officielle de 1840 nous apprend que les petites espèces, telles que celles du mouton, de la chèvre et du porc, représentent ensemble un capital de 500 millions environ. En fixant le taux de la prime en moyenne à 4 p. % de la valeur de ces animaux, on arrive à une somme de 20 millions par an. Ce taux semble d'abord exagéré, mais si l'on réfléchit que 100 francs représentent en moyenne la valeur de quatre à cinq individus de ces petites espèces, on comprendra qu'il n'en est rien, parce que les chances de mort augmentent nécessairement avec le nombre des sujets. Cette prime, loin d'être trop forte, est donc évidemment trop faible, et ne doit être prise que pour une moyenne.

Les animaux de l'espèce bovine, les bœufs, les vaches et les taureaux, représentent un capital de près de 900 millions; en fixant la moyenne des primes à 2,50 p. % de la valeur d'estimation, on obtient un produit annuel de 22 millions 500 mille francs. Enfin, les animaux solipèdes, les chevaux, les ânes et les mulets, formant un capital de 500 millions, si on fixe la moyenne des primes à 4 francs pour 100, on arrive à un produit de 20 millions par an. Les trois classes additionnées donnent donc pour revenu annuel de l'assurance la somme considérable de 62 millions 500 mille fr.

Le taux des primes que nous avons fixé ici est loin d'être exagéré, et certainement on obtiendrait facilement la somme que nous venons d'indiquer et même plus, si tous les propriétaires du pays entraient dans l'assurance. Il est certain qu'il n'en sera pas ainsi, au moins dans les premières années; cependant, nous croyons que si l'assurance marchait régulièrement, comme nous l'espérons, elle s'étendrait peu à peu au plus grand nombre des animaux domestiques; ceux qui resteraient en dehors ne formeraient sans doute qu'une infime minorité, et probablement ils n'appartiendraient pas aux propriétaires les plus intelligents ni les plus soigneux.

Il faut que nous fassions remarquer, avant d'aller plus loin, que nous n'entendons pas faire garantir par l'assurance, quel qu'en soit le mode, la totalité de la valeur des animaux assurés. Nous proposons, au contraire, de laisser le cinquième au moins du prix d'estimation à la charge des propriétaires, pour qu'ils soient intéressés à soigner convenablement leurs animaux, et à en user en bons pères de famille. Comme il ne serait pas juste d'établir une prime sur la partie de la valeur des animaux non garantis par l'assurance, il faut nécessairement rabattre un cinquième sur le chiffre du produit annuel de la société que nous avons précédemment indiqué. Toutefois, si cela était nécessaire, on pourrait exiger ce cinquième, ou une partie seulement, pour subvenir aux frais d'administration, d'estimation, pour payer le service vétérinaire, pour établir des dispensaires dans chaque canton où les assurés viendraient prendre les médicaments nécessaires aux animaux malades, comme il sera expliqué ci-après.

Administration de l'assurance. — L'assurance serait dirigée par un directeur général faisant partie du ministère de l'agriculture. Il y aurait, en outre, des directeurs spéciaux dans chaque département ou région de la France, selon les besoins du service. Des inspecteurs formant avec le directeur général le conseil supérieur de l'assurance, seraient chargés d'inspecter le service dans toutes ses parties au moins deux fois par an. Les directeurs spéciaux auraient sous leurs ordres un certain nombre d'agents pour recevoir les assurances et dresser les polices, de concert avec le vétérinaire chargé de vérifier l'état sanitaire des animaux assurés. Ces directeurs auraient aussi la surveillance du service vétérinaire établi dans leur circonscription. Enfin, chaque directeur spécial formerait, avec les vétérinaires et les agents placés sous ses ordres, un conseil spécial de l'assurance, qui serait chargé de faire, au moins une fois par an, un rapport circonstancié sur la marche des opérations et du service, et en même temps de prendre, en cas d'urgence, des mesures spéciales dans l'intérêt bien entendu des assurés et de l'assurance.

Quant à l'estimation des animaux, elle serait faite à l'amiable par le vétérinaire, un agent d'assurance et le propriétaire ou toute autre personne qu'il voudrait choisir. Les experts tiendraient compte de la valeur vénale des animaux et non de cette valeur conventionnelle que les propriétaires leur attachent parfois, en raison de certaines qualités qu'ils auraient reconnues. Du reste, on aura rarement à craindre une exagération dans les prix d'estimation, parce que les primes augmentant proportionnellement, les assurés s'en tiendront presque toujours à la vérité.

Le choix des agents d'assurance, quel qu'en soit le grade, sera fait par le ministre de l'agriculture. Ce choix devra porter de préférence sur les agriculteurs, les vétérinaires, les hommes versés dans l'économie agricole, dans la statistique, etc. Le personnel des écoles d'agriculture, celui des fermes-modèles qui sont en projet, fournira au ministre de l'agriculture des agents de tous les degrés, parfaitement appropriés. Ce sera même un moyen d'épargner des frais considérables à la société d'assurance. Enfin, pour la perception des primes au commencement de chaque année, l'Etat pourra utiliser aussi les percepteurs actuels, dût-il en augmenter le nombre.

Service vétérinaire. — Un service vétérinaire régulier doit toujours exister auprès d'une société d'assurance contre la *mortalité* des animaux : c'est un de ses moyens de salut. Toutes les compagnies existantes l'ont bien compris, car il n'en est aucune qui ne compte des vétérinaires parmi ses agents, et toutes prescrivent à leurs assurés de se servir exclusivement des vétérinaires, soit pour soigner les animaux malades garantis par l'assurance, soit pour constater les causes de la mort en cas de *sinistre.*

L'Etat étant possesseur de l'assurance, non-seulement doit imiter une conduite aussi sage, mais encore il est de son devoir d'écarter d'une manière absolue des animaux assurés, en cas de maladie ou de mort, les empiriques et charlatans de toute espèce qui abondent dans nos campagnes. Ce moyen sera certainement plus efficace que toutes les lois prohibitives qu'on pourrait faire contre l'empirisme. En outre, tout en protégeant les vétérinaires, l'Etat leur permettra de rendre au pays et à l'agriculture tous les services qu'on peut attendre de leur savoir et de leur patriotisme.

Nous admettons donc en principe, que la Société d'assurance, fondée par l'Etat, prescrira à ses assurés de se servir *exclusivement* des vétérinaires pour soigner leurs animaux lors de maladie, ou pour faire les procès-verbaux en cas de sinistre. Reste à déterminer les rapports des vétérinaires avec la Société et les assurés : c'est ce que nous allons examiner.

Plusieurs projets se présentent naturellement à la pensée; il s'agit seulement de choisir le meilleur. Le premier consisterait simplement à prescrire aux assurés de se servir exclusivement des vétérinaires, et à leur laisser ensuite choisir celui qui leur conviendrait, à leurs risques et périls, la Société ne devant intervenir en rien, ni dans le règlement, ni dans le paiement des honoraires. Ce projet est certainement le plus simple et le plus conforme au principe de liberté pour tout le monde, mais c'est le moins économique Ce n'est donc pas celui que nous conseillerons d'adopter, bien que ce soit peut-être le plus favorable à nos confrères, parce qu'ici, nous avons en vue l'intérêt de tous, et non pas seulement celui de quelques-uns.

Un autre projet également très simple, consisterait à laisser aussi aux propriétaires assurés le choix de leur vétérinaire, et la société se chargerait ensuite de régler ses honoraires, en se conformant à un tarif établi d'un commun accord entre elle et les vétérinaires. Ce projet a cela d'avantageux pour les assurés, qu'ils peuvent appeler le vétérinaire en qui ils ont confiance, et n'avoir aucun déboursé à faire, attendu que dans ce cas, la prime serait un peu plus élevée pour couvrir les frais de traitement des animaux garantis par l'assurance.

Enfin, dans le troisième projet, celui que nous préférons, un service vétérinaire régulier serait organisé dans toute la France par les soins du conseil supérieur de l'assurance placé sous les ordres du ministre de l'agriculture. Il y aurait dans chaque contrée un nombre de vétérinaires proportionné à la quantité des animaux assurés, afin que le service se fît avec régularité et promptitude. Ces vétérinaires recevraient un traitement fixe proportionnel à leur grade et seraient à la disposition des assurés qui pourraient choisir dans la contrée celui qui aurait leur confiance, sauf à prendre le plus rapproché dans les cas peu graves ou très pressés. Les propriétaires n'auraient rien à débourser, si ce n'est pour les médicaments dont nous nous occuperons bientôt ; seulement, pour ne pas rendre le service des vétérinaires trop pénible, les assurés seraient tenus de leur conduire les animaux toutes les fois que cela serait possible. Du reste, par des tournées fréquentes, les vétérinaires pourraient, au besoin, leur éviter cette perte de temps.

Nous voudrions qu'il y eut dans chaque département un corps de vétérinaires bien organisé et soumis à une discipline sévère comme cela a lieu pour les notaires, les avoués et les avocats, afin que les conseils bienveillants de tous prévinssent les écarts de quelques-uns. Cela profiterait à la dignité du corps et au bien du service. Les membres du conseil de discipline, pour les punitions à infliger, pour la surveillance à exercer, etc., seraient élus librement en assemblée générale.

Il devrait y avoir deux ou trois degrés dans les grades pour exciter l'émulation, pour porter les jeunes vétérinaires aux études de notre science, pour les exciter à faire de bons rapports sur l'état des animaux de la contrée qu'ils habitent, sur l'état des races, sur les moyens de les améliorer, leurs débouchés, les revenus qu'elles donnent, l'état de l'agriculture alimentaire, etc, etc. Aussi, voudrions-nous qu'il y eût un vétérinaire départemental, dont le traitement varierait de 3,000 à 4,000 fr., plusieurs vétérinaires d'arrondissement, au traitement de 2,500 à 3,000 fr., et enfin, des vétérinaires de canton qui recevraient de 2,000 à 2,500 fr. par an. Ces traitements ne sont pas trop élevés si l'on réfléchit aux difficultés des études vétérinaires, aux sacrifices de temps et d'argent qu'elles exigent, à la nécessité où ils sont tous d'entretenir un cheval pour leurs courses, etc.

Les vétérinaires de chaque département, ainsi organisés hiérarchiquement, seraient tenus de se réunir tous les trois mois et de faire un rapport sur l'état sanitaire des animaux soumis à leurs soins. Ces rapports seraient analysés et commentés en famille, et un extrait substantiel en serait adressé par le vétérinaire en chef au directeur de la contrée qui le transmettrait au directeur général ou au ministre de l'agriculture. Les questions d'éducation des animaux, celles d'économie rurale et vétérinaire, celles d'agriculture qui se rapportent aux animaux, etc., pourraient faire aussi l'objet des rapports des vétérinaires; ce serait même un excellent moyen de faire arriver chaque année, au ministère de l'agriculture, de tous les points de la France, une grande quantité d'excellents renseignements sur l'état de l'industrie animale et sur d'autres questions agricoles qui s'y rapportent.

Le Conseil vétérinaire du département pourrait se réunir sous la présidence du directeur régional, à la fin de chaque année, pour faire un résumé sur les résultats produits dans la contrée par l'assurance; il en serait de même lorsqu'une maladie grave et non sporadique sévirait sur une partie de la localité et menacerait un plus ou moins grand nombre d'animaux assurés; alors le concours de toutes les lumières étant nécessaire, les vétérinaires détermineraient les mesures générales ou particulières à prendre pour arrêter les effets de la maladie, et si l'intervention de l'Autorité était nécessaire pour assurer l'exécution des ordres prescrits, le directeur ferait les démarches voulues par les règlements de police sanitaire. Enfin, les vétérinaires qui exerceraient dans la même localité, seraient tenus de se réunir en consultation toutes les fois que cela paraîtrait nécessaire dans l'intérêt des assurés et de la société, afin de prévenir le plus de sinistres possible.

On se demandera peut-être, dans le cas où le projet d'organisation proposé serait adopté, si tous les vétérinaires pourront être occupés par l'assurance, et s'il n'en était pas ainsi, ce que deviendraient ceux qui resteraient en dehors, à mesure que le nombre des assurés augmenterait. Nous nous sommes occupés de ce point important, et voici à quels résultats nous sommes arrivés : le nombre des vétérinaires existant en France est d'environ 2,500 ; or, si on divise par ce nombre le chiffre assigné à chaque espèce d'animaux par la statistique de 1840, on trouve pour chacun des vétérinaires les nombres consignés dans le tableau suivant :

NOMBRE DES ANIMAUX EXISTANT EN 1840.		NOMBRE pour chaque vétérinaire.
Chevaux, Juments et Poulains.	2,818,496	1,121
Mulets et Mules.	373,844	150
Anes et Anesses.	413,519	165
Bœufs, Vaches et Taureaux. .	9,936,538	3,975
Béliers, Moutons et Brebis. . .	32,151,430	12,880
Chèvres.	964,300	964
Porcs.	4,910,721	386
Totaux. . . .	51,568,848	20,641

Il est aisé de voir par la simple inspection de ce tableau, qu'un vétérinaire ne saurait suffire à donner des soins à un aussi grand nombre d'animaux, fussent-ils même rassemblés en un seul point, et à plus forte raison quand ils sont disseminés dans plusieurs communes et même plusieurs cantons. On peut donc être tranquille sur ce point, et les Ecoles vétérinaires pourront pendant longtemps encore délivrer des diplômes sans s'inquiéter du sort de leurs disciples.

Nous ferons remarquer, en passant, que si l'organisation que nous proposons était adoptée, elle ferait de la carrière vétérinaire une profession peu brillante, il est vrai, mais au moins assurée. Elle déciderait beaucoup de jeunes gens instruits qui vont encombrer les professions libérales. déjà surchargées, à entrer dans les Ecoles vétérinaires où ils trouveraient un avenir moins brillant assurément que le barreau, la médecine ou l'admininistration, mais plus certain, ce qui est un grand avantage. D'un autre côté, pour le dire en passant, les Ecoles trouveraient alors plus facilement qu'aujourd'hui de bons sujets qui embrasseraient avec plaisir et succès la carrière de l'enseignement, qu'on aura le soin d'élever prochainement, nous l'espérons du moins, à la hauteur de sa mission.

Dispensaire Vétérinaire. — Le traitement rationnel des maladies des animaux entraînant toujours une assez forte dépense en médicaments, si on considère les prix excessifs des officines, nous avons dû nous occuper aussi de réduire sur cet objet, le plus possible, les dépenses qu'auraient à faire les assurés. On peut arriver à ce résultat par plusieurs moyens; nous allons les exposer purement et simplement, en laissant à d'autres le soin de choisir le meilleur.

Les vétérinaires pourraient être chargés de fournir les médicaments destinés aux animaux assurés, en augmentant leur traitement d'une somme proportionnelle aux dépenses qu'ils auraient à faire sur ce point, tout en leur laissant un bénéfice raisonnable. Ce moyen, très simple, offre pourtant quelques inconvénients : le premier c'est la difficulté de fixer le chiffre à allouer aux vétérinaires pour la fourniture des médicaments, car ils pourront avoir des quantités très différentes de remèdes à fournir, soit à cause du nombre d'animaux qu'ils auront à traiter, soit à cause de leurs méthodes de traitement, quelquefois très différentes. Le deuxième inconvénient, c'est qu'on pourrait craindre que les vétérinaires, pour s'assurer un plus grand bénéfice, n'emploient pas tous les médicaments nécessaires à la guérison de leurs malades. Cette crainte, il est vrai, serait peu fondée pour le plus grand nombre, mais enfin, il suffit qu'elle puisse exister pour que nous croyons devoir la signaler.

Un autre moyen, également très simple, consisterait à établir un tarif d'après lequel les vétérinaires seraient chargés de fournir les médicaments aux propriétaires assurés. Chacun d'eux serait tenu de justifier de la quantité de médicaments fournis tous les trois mois, par exemple, au moyen d'un registre que les assurés signeraient au fur et à mesure de l'emploi des médicaments.

Enfin, on pourrait établir une espèce de *dispensaire vétérinaire* dans chaque canton, et qui serait tenu par un pharmacien ou par le vétérinaire lui-même. La Société achèterait sur ses fonds une certaine quantité des médicaments les plus employés, qui seraient mis ensuite en dépôt dans le dispensaire, d'où ils ne pourraient sortir que sur une ordonnance du vétérinaire. La quantité dépensée par trimestre serait relatée sur un registre spécial avec les ordonnances et l'attestation des propriétaires à l'appui. Un inventaire serait fait, tous les trois mois, des objets et des substances du dispensaire, par les soins du directeur départemental ou par un de ses agents délégué. Les inspecteurs, dans leurs tournées, seraient tenus aussi de vérifier l'état du dispensaire dans tous ses détails.

Sociétés existantes. — Après l'exposé de notre système d'assurance, il nous reste à dire quelques mots des Sociétés actuellement existantes en France. On nous objectera, sans doute, que le Gouvernement ayant renoncé à se charger des assurances diverses, ne reviendra probablement pas sur sa décision à l'égard de celle dont nous nous occupons. Cela peut être vrai; mais cependant, s'il était démontré, d'une part, que les Sociétés existantes sont peu prospères et ne demanderaient pas mieux sans doute, moyennant juste indemnité, que de céder la place à l'Etat, et, de l'autre, que cela est nécessaire à la prospérité de l'agriculture et pour amener l'ex-

tinction de l'empirisme, nous ne voyons pas trop
ce qu'on pourrait nous objecter et pourquoi on
ne prendrait pas notre projet en considération. Or,
nous croyons ne pas nous tromper en disant que
les sociétés qui fonctionnent actuellement, ont en
général peu de succès et qu'il ne serait pas difficile
d'entrer en arrangement avec elles; l'Etat trouverait
même dans leurs divers agents des hommes expéri-
mentés pour mettre à exécution les règlements
établis par la nouvelle Société. Quant aux avantages
qui en résulteraient à la fois pour l'agriculture et la
médecine vétérinaire, ils sont tellement évidents
que nous nous croyons dispensé d'en administrer
de nouvelles preuves.

Conclusions. — De l'ensemble de notre travail
nous croyons pouvoir tirer les conclusions sui-
vantes :

1° Le capital représenté par les animaux domestiques est si important pour le pays et si productif
pour l'agriculture, qu'il est du devoir de l'Etat
d'en assurer la conservation par tous les moyens
possibles;

2° L'assurance contre la mortalité des animaux
placée entre les mains de l'Etat, nous paraît être
un des moyens les plus efficaces;

3° Cette assurance sera pour les cultivateurs une
véritable caisse de *prévoyance*, en ce qu'elle leur
permettra d'assurer contre toutes les éventualités
la valeur de leurs animaux, moyennant un léger
prélèvement sur leur revenu annuel;

4° L'Etat possèdera ainsi un moyen à peu près infaillible de détruire peu à peu l'empirisme, et de délivrer l'agriculture de sa pernicieuse influence ;

5° La médecine vétérinaire, dont l'importance n'est plus contestée, pourra par ce moyen s'élever peu à peu au degré de considération que lui assignent les services nombreux qu'elle rend à l'agriculture et au pays.

Nous pourrions aisément augmenter le nombre de ces conclusions, qui révèlent tant d'avantages, mais nous croyons devoir nous en tenir aux principales, à celles qui ressortent clairement de notre travail, en laissant à chacun le soin d'en tirer les autres.

Nous livrons notre projet aux hommes compétents, aux agriculteurs, aux vétérinaires, aux administrateurs et autres, et nous prions instamment tous ceux qui partageront nos idées, de nous aider à compléter, à rendre plus parfait notre système, et de vouloir bien nous adresser leurs observations à cet égard. Ils peuvent compter à l'avance sur notre vive gratitude.

Ce petit Mémoire se sent beaucoup, sans doute, et par le fond et par la forme, de la rapidité avec laquelle il a été fait ; que l'on veuille donc bien tenir plus de compte de l'intention que du fait, et considérer ce travail seulement comme la preuve de notre vif désir d'être utile à l'agriculture, au pays ; et à la médecine vétérinaire à laquelle nous avons voué tout le zèle et tout le dévouement dont nous sommes susceptible.

TABLEAU DU TARIF

DU TAUX APPROXIMATIF DES PRIMES D'ASSURANCE PAR L'ÉTAT,

établies sur 100 fr. du prix d'estimation des animaux.

ESPÈCES DES ANIMAUX.	Jeunesse.		Âge adulte.		Vieillesse.		Moyenne.	
Chevaux { 1° d'agriculture et de luxe	3	»	2	50	3	»	2	85
2° de commerce et d'industrie. . . .	5	»	3	»	4	»	4	»
Mules, Mulets, Muletons	4	»	2	50	3	»	3	»
Anes, Anesses et Baudets étalons.	3	»	2	»	2	50	2	50
Bœufs, Vaches et Taureaux. . .	3	»	2	»	2	»	2	25
Moutons, Brebis et Béliers . . .	5	»	3	»	4	»	4	»
Chèvres	2	50	2	»	2	»	2	»
Porcs	3	»	2	»	2	»	2	50

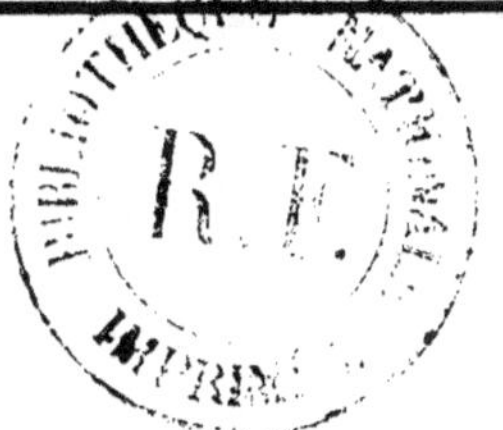

www.ingramcontent.com/pod-product-compliance
Lightning Source LLC
LaVergne TN
LVHW020621180726
843502LV00006B/1807